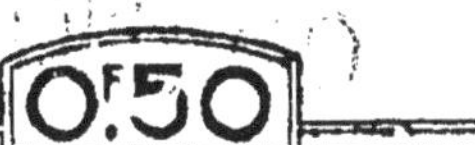

CONSULTATIONS MÉDICALES FRANÇAISES

N° 20

Traitement de la tuberculose pulmonaire par la tuberculine

PAR LE Dr F.-X. GOURAUD
ANCIEN CHEF DE LABORATOIRE A LA FACULTÉ DE MÉDECINE DE PARIS, ANCIEN INTERNE DES HÔPITAUX

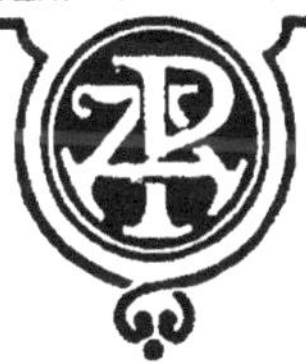

• PARIS •
A. POINAT - EDITEUR
11, RUE DUPUYTREN

(*Voir page 3 de la Couverture la liste des fascicules publiés en 1910*).

CONSULTATIONS MÉDICALES FRANÇAISES

FASCICULE XX

TRAITEMENT DE LA TUBERCULOSE PULMONAIRE
PAR LA TUBERCULINE

Par le Dr F.-X. GOURAUD,
Ancien chef de laboratoire à la Faculté.
Ancien interne des hôpitaux.

Le traitement de la tuberculose pulmonaire par la tuberculine a pour base l'injection, fréquemment répétée, de doses progressivement croissantes de tuberculine. On donne ce nom à toute une série de préparations qui contiennent tout ou partie des toxines du bacille tuberculeux : toxines solubles ou exo-bacillaires, toxines fixes ou endo-bacillaires, ou toxines à la fois endo et exo-bacillaires.

Cette méthode thérapeutique constitue, dans le domaine de cette terrible maladie si rebelle à la thérapeutique, l'acquisition la plus importante de ces dernières années. Il a suffi pour lui donner sa pleine valeur et lui conquérir les partisans qu'elle recrute chaque jour plus nombreux, qu'on eût une notion plus exacte de la dose et de la technique à employer. C'est par là qu'avaient péché les premiers essais de

Koch, et que sa tentative avait mérité la défaveur qui l'accueillit tout d'abord. C'est qu'en effet, et nous insistons dès le début sur cette notion essentielle, dans le traitement tuberculinique tout est affaire de dose. C'est parce que nous savons bien maintenant qu'il faut commencer par des quantités infinitésimales et progresser très lentement, que nous obtenons de cette méthode les beaux résultats thérapeutiques qu'on est en droit d'en attendre.

Mais c'est ce qui fait en même temps la délicatesse et la difficulté de la tuberculin-thérapie. Sans être de l'avis de ceux qui prétendent réserver ce traitement aux seuls spécialistes, et de préférence aux médecins de sanatoriums, nous devons reconnaître que, dans l'état actuel des choses, l'emploi de la tuberculine n'est pas et ne peut pas être un traitement d'application courante. Il exige du médecin qui veut l'appliquer non seulement une surveillance fréquente et attentive, mais encore une certaine expérience de ce genre de traitement. Aussi fera-t-il bien de commencer par traiter des malades peu atteints et se trouvant dans de bonnes conditions hygiéniques, pour s'attaquer ensuite aux cas plus délicats.

Bien plus, c'est un traitement qui ne peut être employé dans toutes les clientèles. Non seulement il nécessite une intervention médicale fréquente qui le rend dispendieux, mais il ne peut être appliqué sans danger qu'à des gens qui peuvent et qui veulent se surveiller attentivement, et notamment prendre tous les jours leur température.

Ces avertissements étaient nécessaires pour éviter qu'on ne se fasse une idée fausse du traitement tuberculinique, et qu'on ne l'applique à la légère. Une pareille façon de faire ne pourrait amener que des déboires, et conduirait à rejeter une ressource thérapeutique appelée à rendre les plus grands services dans certaines formes de tuberculose.

I. — INDICATIONS ET CONTRE-INDICATIONS

Il s'en faut en effet que la tuberculin-thérapie soit applicable à tous les tuberculeux. Seules en sont justiciables certaines formes cliniques assez bien définies; dans les autres, elle est sans effet, voire même dangereuse. La technique maintenant employée a certes réduit au minimum les accidents provoqués par l'injection de tuberculine : il n'en faut pas moins savoir que ceux-ci peuvent néanmoins se produire lorsqu'on s'adresse à des cas où le traitement est contre-indiqué. Et d'ailleurs, quand même on serait conduit à interrompre le traitement, avant d'avoir amené une aggravation de l'état pulmonaire, n'y aurait-il pas un inconvénient moral pour le malade à renoncer à une thérapeutique sur laquelle on lui avait fait fonder de fausses espérances. Il faut donc ne traiter que ceux à qui la tuberculine peut non seulement ne pas nuire, mais encore faire du bien. Il s'agit là d'une sélection essentielle pour le bon succès de la méthode.

Pour bien comprendre ces indications et contre-indications, il est utile de pénétrer quelque peu le mode d'action de la tuberculine. Il est double, car elle paraît agir à la fois localement et sur l'ensemble de l'organisme. Localement elle donne naissance à une petite poussée réactionnelle, qui s'accompagne ensuite de guérison et de cicatrisation; encore faut-il que l'état du poumon se prête à cette guérison, et qu'il soit capable de limiter la congestion concomitante, et d'en empêcher la propagation aux régions adjacentes. Dans l'organisme, la tuberculine contribue certainement à la mise en œuvre plus active des processus d'immunisation, pris dans leur sens le plus général : encore faut-il que l'organisme soit capable de fabriquer ces anticorps, et que le poison injecté, à dose minime il est vrai, ne vienne pas aggraver la situation des cellules déjà saturées et hypersensibilisées. C'est, en somme, un traitement d'immunisation qui demande à l'organisme un gros effort, et qui ne peut lui être utile que si celui-ci est encore en état de le fournir.

Ainsi s'expliquent les contre-indications dont la principale est la suivante : *le traitement tuberculinique est à rejeter dans toutes les tuberculoses nettement en évolution* : tuberculose aiguë ou subaiguë, tuberculose chronique en état de poussée aiguë. Cette formule comporte naturellement, dans l'appréciation des cas limites, de réelles difficultés. La fièvre constitue le meilleur critérium, et l'on a coutume de limiter l'emploi de la tuberculin-thérapie aux formes apyrétiques ou presque apyrétiques : mais ceci n'a rien de mathématique, et on peut traiter les malades ayant 38° ou 38°,5, pourvu que par ailleurs l'état général ne soit pas trop atteint, et les lésions pulmonaires presque au repos.

L'amaigrissement excessif, la dépression intense, la cachexie constituent encore des contre-indications. Enfin, le traitement est le plus souvent mal supporté par les nerveux excitables, hystériques, épileptiques et par les cardiaques.

Par contre, l'intensité des lésions n'a qu'une importance toute secondaire : et la tuberculine peut se montrer des plus bienfaisantes chez les malades cavitaires. De même l'hémoptysie n'est pas une raison de repousser le traitement ou de le cesser, s'il est commencé.

Faut-il traiter tous les malades qui ne présentent pas ces contre-indications? Cette question ne sera résolue que le jour où des statistiques probantes et à longue échéance auront démontré si, oui ou non, l'emploi de la tuberculine diminue ultérieurement la fréquence des rechutes. Pour le moment, nous considérons comme relevant particulièrement de ce genre de traitement quatre catégories de tuberculeux :

Ceux qui après avoir bénéficié de la cure hygiéno-diététique voient leurs progrès s'arrêter et leurs lésions rester indéfiniment stationnaires : c'est là souvent qu'on obtient les plus beaux résultats;

Ceux qui, légèrement atteints, ne peuvent ou ne veulent bénéficier de la cure hygiéno-diététique dans toute sa rigueur;

Les guéris, au moins en apparence, qui gardent, malgré un état pulmonaire satisfaisant, un état général fragile et précaire;

Enfin les malades qui, soit par suite de malformations thoraciques, soit par suite d'exigences professionnelles, se trouvent plus exposés aux rechutes.

Bien entendu, ces indications et contre-indications ne comportent rien d'absolu. Il est des malades rentrant dans les dernières catégories qui supporteront mal la tuberculine, et chez qui on ne pourra continuer le traitement. On a cité des cas, et nous en connaissons, où des températures de 39° ont été jugulées, où des ramollissements du sommet ont été arrêtés par la tuberculine. Ces exceptions ne peuvent servir de base : les principes que nous avons formulés sont ceux qui réserveront au médecin le moins de surprises.

II. — TECHNIQUE

C'est là un des points les plus importants et aussi des plus délicats du traitement par la tuberculine; il faut d'ailleurs ajouter que si au début le maniement en paraît quelque peu compliqué, les choses se simplifient bien vite au fur et à mesure qu'on se familiarise avec la méthode.

1° *Préparation de la tuberculine.* — Nous n'énumérerons pas toutes les variétés de tuberculines, car, comme nous l'avons dit, il n'y a pas une, il y a des tuberculines. Malheureusement aucune jusqu'à présent n'est arrivée à s'imposer par sa supériorité. Nous nous contenterons d'énumérer les trois qui sont le plus employées et qui paraissent donner les meilleurs résultats.

La tuberculine de Denys, de Louvain, n'est autre que le bouillon filtré de cultures de bacilles tuberculeux; ce bouillon est ensemencé avec un microbe de virulence à peu près constante et prélevé au bout d'environ 3 semaines; on additionne les dilutions d'une légère quantité de thymol pour faciliter la conservation. Comme toutes les autres tuberculines, celle de Denys est employée en une série de dilutions de 10 en 10 fois plus faibles. Celles-ci, fabriquées par l'Institut bactériologique de Louvain, sont livrées en petits flacons de 5 cm. cubes et portent les désignations suivantes :

$\frac{TO}{10\,000}$ pour la solution à $\frac{1}{10\,000\,000}$.

$\frac{TO}{1\,000}$ — — $\frac{1}{1\,000\,000}$.

$\frac{TO}{100}$ — — $\frac{1}{100\,000}$.

$\frac{TO}{10}$ — — $\frac{1}{10\,000}$.

TO — — $\frac{1}{1\,000}$.

TI — — $\frac{1}{100}$.

TII — — $\frac{1}{10}$.

TIII — — pure.

La première tuberculine de Koch ou T. A. K. est assez analogue au bouillon filtré de Denys en ce sens qu'elle contient, elle aussi, les poisons exogènes du bacille tuberculeux, mais obtenus cette fois par un extrait glycériné; elle est fabriquée par l'Institut Pasteur qui livre des ampoules contenant une solution au centième. Pour obtenir les dilutions nécessaires, on emploie une solution phénolée suivant la formule suivante :

Acide phénique	0 gr. 25
Eau distillée stérilisée	100 c.c.

Avec cette solution, on procède ainsi : on prélève dans une seringue de 10 c.c.

1 c.c. de la solution à $\frac{1}{100}$ + 9 c.c. de solution phénolée,

ce qui donne une solution à $\frac{1}{1000}$. De celle-ci on reprend

1 c.c. + 9 c.c. de solution phénolée,

ce qui donne une solution à $\frac{1}{10\,000}$. Et ainsi de suite pour les solutions à $\frac{1}{100\,000}$, $\frac{1}{1\,000\,000}$, $\frac{1}{10\,000\,000}$.

Il faut dans tous ces titrages être d'une asepsie rigoureuse, d'une grande exactitude et étiqueter immédiatement afin de ne pas confondre les solutions.

Récemment Spengler a vanté les avantages d'une nouvelle tuberculine qui contient non seulement les poisons bacillaires, mais en outre une substance immunisante d'où le nom d'Immun-körper ou I. K. qu'il lui a donnée. Cette tuberculine, de date encore récente, nous a donné dans quelques cas d'assez bons résultats pour que nous croyons devoir la joindre aux deux précédentes. Les I. K. de Spengler sont fabriquées par une maison allemande (maison Kalle — Biebrich-a-Rhein) et livrées en ampoules qui contiennent les dilutions toutes prêtes ; celles-ci sont désignées par des numéros

le n° 5 contient la dilution à $\frac{1}{100\,000}$.

le n° — — $\frac{1}{10\,000}$.

le n° : — — $\frac{1}{1\,000}$.

le n° 2 — — $\frac{1}{100}$.

le n° 1 — — $\frac{1}{10}$.

Après quoi il y a encore la tuberculine pure.

Toutes ces tuberculines[1] ont leur valeur et ont donné d'excellents résultats; si bien que, comme nous le disions plus haut, il n'y a pas d'argument qui permette en ce moment de préconiser l'une à l'exclusion des autres. Ce qu'il faut savoir, c'est que là où une a échoué, l'autre peut réussir.

2° *Injections.* — La technique de l'injection ne comporte rien de bien spécial; il faut naturellement prendre les précautions habituelles de l'antisepsie la plus rigoureuse; comme les injections sont faites par dizièmes de centimètre cube, il est bon de se servir de seringues divisées elles-mêmes au dixième ou au vingtième. L'injection se fait dans le tissu cellulaire sous-cutané, dans n'importe quelle partie du corps, de préférence au bras ou à la cuisse; quelques personnes la tolèrent mieux à la peau du flanc; elle est d'ailleurs le plus souvent peu ou pas douloureuse. Il est utile de la faire dans la matinée; on laisse ainsi aux phénomènes réactionnels, dont nous montrerons toute l'importance, le temps de se produire pendant l'après-midi. Si l'injection était faite le soir, ils pourraient passer inaperçus pendant la nuit.

3° *Doses et progression.* — C'est là que réside essentiellement le principe de la méthode qui est le suivant : *Commencer par des doses infinitésimales et suivre une progression très lente qui maintient le malade à l'abri de toute réaction.* Pour plus de

1. Il s'en faut que nous ayons épuisé la liste de toutes les tuberculines, même parmi les plus employées. C'est ainsi que nous ne parlons pas de la tuberculine de Béraneck, parce que la notation et l'emploi en sont assez différents, et que nous n'avons pas voulu compliquer encore une question déjà complexe. On trouvera d'ailleurs tous les renseignements sur la tuberculine Béraneck dans la brochure de Sahli : *Le traitement de la tuberculose par la tuberculine.*

*

clarté, nous commencerons par donner le schéma d'un traitement idéal, pour ainsi dire, pratiqué par exemple avec la tuberculine Denys :

On commence en général par la solution $\frac{TO}{10000}$ et on injecte de cette solution 1/10 de c.c.; les injections sont faites d'habitude deux fois par semaine. A la seconde piqûre, on injecte 2/10 de c.c.; 3/10 à la troisième et ainsi de suite en progressant régulièrement jusqu'à ce qu'on arrive à 9/10 de c.c. On passe alors à la dilution suivante dont on injecte 1/10 de c.c.; comme elle est 10 fois plus forte, on comprend facilement qu'injecter 1 c.c. entier de $\frac{TO}{10000}$ ou 1/10 de c.c. de $\frac{TO}{1000}$ soit exactement équivalent. Avec cette nouvelle dilution, on procède de la même façon en augmentant à chaque fois la quantité injectée de 1/10 de c.c.; et de même lors qu'on arrive à 9/10, on passe à 1/10 de c.c. de la solution suivante $\frac{TO}{100}$. On arrive ainsi petit à petit aux solutions fortes TII ou TIII; à ce moment le principe de la progression est toujours le même, mais il est bon d'espacer un peu les piqûres, de ne plus les faire par exemple que tous les 8 jours, tous les 15 jours même lorsqu'on arrive au bouillon pur TIII. Tel est le schéma typique; faisons remarquer dès maintenant que ce traitement demande un temps fort long, 4 ou 5 mois au minimum, quelquefois plus d'une année et qu'il est bon d'en prévenir le malade avant de le commencer.

Naturellement, cette progression absolument régulière ne peut presque jamais être suivie chez le malade; car tout dans la marche du traitement doit être subordonné à la façon dont le malade le supporte et aux réactions qu'il peut présenter. Le médecin doit avoir le souci constant de ces réactions pour en empêcher l'apparition, ou au moins pour les surprendre à leur plus léger degré, alors qu'elles sont sans gravité et doivent simplement servir d'avertissement. Voyons donc maintenant ce que sont ces réactions, véritable pierre de touche du traitement tuberculinique.

4° *Réactions.* — On donne le nom de réaction à tout symptôme anormal présenté par le malade à la suite de l'injection. Il faut y voir un signe que l'organisme approche de la saturation tuberculinique, que par conséquent les doses vont devenir excessives et le traitement dangereux.

Ces réactions sont des plus diverses : on peut les classer en trois grandes catégories :

1° *Réactions locales.* — Ce sont celles qui se produisent au niveau de la piqûre, elles sont fréquentes et d'importance moindre que les autres. Tantôt on observe une légère rougeur qui apparaît le soir ou même le lendemain, la région est un peu sensible; tantôt à cette rougeur s'ajoute un peu de chaleur, de tuméfaction, et une sensibilité plus intense. Presque toujours les choses en restent là ; ce n'est que dans des cas très rares qu'on a pu voir, au niveau de la piqûre, une vaste induration pseudophlegmoneuse ou quelquefois une sorte de tuméfaction érysipélateuse; nous avons noté, dans quelques cas aussi, des phénomènes d'urticaires qui partis de la piqûre s'étendaient plus ou moins au reste du tégument. Les choses ne vont jamais plus loin, et il suffit de ralentir les injections pour voir tout disparaître; nous n'avons jamais observé le moindre abcès à la suite d'une injection de tuberculine.

2° *Réactions générales* — Les réactions générales ont beaucoup plus d'importance. La principale est constituée par les modifications de température; aussi considérons-nous comme absolument indispensable que tout malade soumis au traitement tuberculinique prenne régulièrement sa température tous les jours, et même plusieurs fois par jour. La température doit être prise dans la bouche ou dans l'anus; et il faut s'assurer que le malade sait bien la prendre. On la fera prendre le matin au réveil, l'après-midi vers cinq heures du soir et, si possible, encore le soir en se couchant. On doit considérer comme réaction et comme devant faire ralentir le traitement les plus légères élévations de température; il est utile, avant de commencer les piqûres, de faire une courbe portant sur une semaine environ, afin de bien se rendre compte de ce qu'était la température du malade avant le traitement. Une fois les piqûres commencées, toute élévation de 1 ou même de 2/10° au-dessus de la moyenne antérieure, doit être considérée comme une réaction. La chose peut paraître excessive à ceux qui ne connaissent pas l'extrême sensibilité du tuberculeux à la température; mais tous les auteurs sont d'accord sur ce point, et d'ailleurs il est nombre de malades qui s'aperçoivent parfaitement par un malaise spécial que leur température est de 1/10 plus haute que la moyenne.

Le pouls doit être pris régulièrement; il réagit pourtant plus rarement et donne lieu, par conséquent, à des renseignements moins intéressants; dans quelques cas, on a pu observer des réactions sous forme de tachycardite.

Les autres réactions générales portent soit sur le système digestif, soit sur le système nerveux; du côté du premier, on a pu noter une légère diminution de l'appétit, l'apparition de quelques troubles gastriques vagues, dans des cas très rares quelques vomissements. Du côté du système nerveux, il arrive souvent que le malade, le jour de la piqûre, se sente plus fatigué, plus paresseux, porté au sommeil ou au moins à la somnolence; qu'il ait la tête lourde ou même une véritable céphalalgie; chez quelques-uns le traitement détermine de l'insomnie et de l'agitation. Enfin le poids doit encore être interrogé; il faut peser le malade tous les huit jours et ralentir s'il se présente des phénomènes d'amaigrissement.

3° *Réactions de foyer*. — Ce sont celles qui se produisent au niveau des lésions pulmonaires; elles sont beaucoup plus rares, mais demandent, elles aussi, à être recherchées. Comme symptômes fonctionnels on observe souvent une légère augmentation de la toux, parfois aussi des crachats; dans des cas plus rares, ceux-ci se montrent légèrement rosés. Il est assez fréquent que les malades perçoivent une certaine sensibilité au niveau du sommet atteint : l'oppression, la dyspnée sont des plus rares. Au point de vue des signes d'auscultation, il peut arriver qu'on observe soit des signes de congestion avec sub-matité et souffle plus ou moins intense, soit l'apparition de quelques râles fins ou l'augmentation de ceux qui existent déjà. Tous ces phénomènes ne tardent pas à s'amender et à disparaître dès qu'on suspend quelque temps les injections. Il est même à remarquer que, bien qu'on ne doive pas les rechercher, ces légères réactions de foyer sont le plus souvent le point de départ de progrès notables,

On voit que les réactions sont des plus diverses dans leur modalité, et que ce n'est que par un examen complet que le médecin peut être sûr de n'en laisser échapper aucune. Nous tenons en effet à le répéter : le traitement doit être conduit autant que possible sans réaction ou avec des réactions tout à fait minimes; il faut par conséquent être à la piste du plus léger symptôme et obéir aux indications qu'il donne. Si le trouble constaté est minime, on se contentera de répéter la dose ou d'espacer les injections; s'il est un peu plus intense, on fera bien de descendre de 1 ou de 2/10 de centimètre cube. En tout cas, il est un principe absolu, c'est qu'il ne faut jamais refaire d'injections avant que le phénomène réactionnel soit entièrement disparu.

On comprend facilement dès lors que le traitement acquiert, suivant la façon de réagir de chaque malade, une allure tout à fait différente; chez les uns qui paraissent fabriquer facilement l'antituberculine, il peut être conduit rapidement, souvent même l'on peut sauter quelques doses et progresser par exemple de 2 ou 3/10 de centimètre cube à chaque piqûre; chez d'autres, au contraire, on se trouve condamné à l'allure la plus lente; il faut parfois des mois avant de pouvoir passer d'une solution à la solution supérieure. Le fait n'a d'ailleurs aucune importance au point de vue des effets thérapeutiques, et il est bon que le médecin l'explique à son malade pour lui éviter le découragement. Sahli a parfaitement montré que la dose agissante, c'est-à-dire celle dont on peut attendre un bénéfice thérapeutique est immédiatement au-dessous de la dose réagissante, c'est-à-dire celle qui produit les légers troubles dont nous avons parlé. Tout le secret du traitement consiste donc à se maintenir à la première sans dépasser la seconde ; si un malade réagit avec la solution $\frac{10}{1000}$ celle-ci pourra amener chez lui des progrès indiscutables, alors qu'un autre qui ne présentera aucune réaction pourra parvenir jusqu'aux solutions les plus élevées sans paraître en ressentir grand bénéfice. On voit qu'il ne faut pas se laisser obnubiler par le désir d'arriver rapidement aux solutions les plus élevées ; c'est une conception fausse qui ne pourra conduire qu'à des imprudences.

Les réactions ne sont pas seules d'ailleurs à modifier l'allure du traitement ; il faut encore ralentir ou diminuer la dose toutes les fois que le malade se trouve soumis à une cause qui peut diminuer momentanément sa force de résistance. Ainsi un voyage, un changement de résidence ou de climat, une fatigue quelconque, doivent faire interrompre quelque peu les injections ; de même chez la femme au moment des règles ; de même chaque fois qu'il se produit une petite maladie accidentelle, rhume, grippe, embarras gastrique, etc.

Nous croyons en avoir assez dit pour bien faire comprendre la lettre et l'esprit du traitement ; rappelons que la marche à suivre serait tout à fait identique si on se servait de la tuberculine de Koch ou de celle de Spengler ; notons pourtant qu'avec cette dernière la présence des substances immunisantes permet en général de commencer par des solutions plus fortes, par exemple celle au 100/1000e.

Quand faut-il arrêter le traitement par la tuberculine ? C'est là une question assez délicate ; elle se trouve bien résolue chez certains malades par la disparition des symptômes et l'état de guérison au moins apparente ; mais nous verrons tout à l'heure que l'on observe souvent non pas des guérisons absolues, mais de simples améliorations. Il est alors d'usage de s'arrêter lorsqu'on est arrivé aux solutions pures; après avoir injecté 3 ou 4 fois 1 gramme de T. A. K. ou 1 cc. de I. K. de Spengler, il est bon de laisser reposer l'organisme qui, au moins momentanément, doit avoir tiré de la cure tout le profit possible. Denys admet que l'on peut injecter de son bouillon pur 2 ou 3 c.c. et que ces injections peuvent être répétées plusieurs fois à 15 ou 20 jours d'intervalle. Chez les malades qui ne peuvent pas arriver à ces dilutions élevées, on s'arrêtera lorsqu'il semble que le traitement, après avoir d'abord produit des résultats heureux, devient inefficace. En somme, il n'y a rien d'absolu, et il faut surtout juger chaque cas suivant l'évolution de la maladie.

Il est souvent utile de pratiquer des cures complémentaires; Petruschky le fait d'une façon presque constante à 6 ou 8 mois d'intervalle; nous croyons qu'il vaut mieux n'y avoir recours que si la santé du malade parait l'exiger. Si celui-ci sent que son état général est en train de fléchir, qu'il redevient fatigable, que son poids diminue ou que les phénomènes respiratoires tendent à réapparaître, il y a tout intérêt à lui faire subir une seconde cure qui lui sera d'autant plus profitable que malade et médecin seront plus éclairés sur la façon de la conduire. Certains auteurs allemands conseillent de se baser sur la réapparition de la tuberculin-réaction; celle-ci disparaît en effet au cours du traitement; on la pratique de nouveau au bout de 6 à 8 mois; si elle a réapparu, on refait une cure; si elle est encore négative, le malade est soumis à un nouvel examen au bout d'un an environ et on agit de même.

A cette méthode un peu trop théorique, nous préférons les renseignements cliniques que nous venons d'énoncer.

5° *Traitement concomitant.* — La cure tuberculinique, nous l'avons vu, est une méthode de vaccination active qui demande à l'organisme un réel travail; elle le pousse à mettre en œuvre toutes les forces immunisantes qu'il tient en réserve. Il y a donc tout intérêt à l'aider dans cette tâche par des adjuvants, mais il faut le faire prudemment, et savoir qu'une série de médicaments sont contre-indiqués par l'usage de la tuberculine.

La cure hygiéno-diététique garde ici toute sa valeur : meilleures sont les conditions d'aération, de climat, d'alimentation où se trouve le malade, mieux sera supporté le traitement, plus on pourra le pousser activement, et plus il se montrera efficace. Ce fait nous l'avons observé chez de nombreux malades.

Le repos complet est-il nécessaire pendant la cure? Cette question a été fort discutée et tranchée de façon différente par les auteurs qui se sont occupés de la question. Quelques-uns exigent le repos absolu : d'autres, au contraire, ont été jusqu'à pratiquer le traitement « ambulatoire » chez des malades qui continuaient à travailler. Nous croyons qu'il y a là une imprudence, et nous estimons préférable de ne traiter que les malades qui peuvent garder un repos au moins partiel, susceptible d'être augmenté le jour où se produit une réaction.

La cure de reminéralisation, les paquets de chaux suivant la formule de Ferrier se combinent très heureusement à la cure tuberculinique; il n'y a aucun inconvénient, et beaucoup d'avantages au contraire à joindre l'une à l'autre. Il faut se montrer déjà plus prudent dans l'emploi du fer et de l'arsenic, qui peuvent parfois congestionner un peu le poumon. Il y a pourtant des cas où il est légitime de faire un usage prudent de ces deux médicaments en même temps que de la tuberculine. Mais nous condamnons absolument, pour ce qui est de la tuberculose pulmonaire, l'emploi de la créosote ou du goménol au cours d'une cure tuberculinique. Leur action congestionnante venant s'ajouter à celle de la tuberculine pourrait donner lieu à des poussées éminemment nuisibles.

III. — RÉSULTATS

Ainsi comprise, et ainsi appliquée, la tuberculinthérapie constitue une méthode de premier ordre. Loin de nous la pensée d'en faire le traitement nécessaire et radical de la tuberculose; nous ne prétendons même pas que limitée aux cas que nous avons précisés elle soit toujours efficace. La tuberculose est une maladie trop variable dans ses origines comme dans ses manifestations pour obéir aussi régulièrement à une thérapeutique quelle qu'elle soit. Mais ce qu'on peut dire c'est que dans ces formes elle représente ce que nous possédons à l'heure actuelle de plus efficace soit pour amener la guérison, soit pour produire une amélioration qui ouvre la voie à celle-ci. Ce résultat ne s'obtient que lentement. Rien d'ailleurs d'étonnant à cela : la méthode est lente et progressive, les résultats sont longs à venir et ne se manifestent que peu à peu. De cela le malade doit être prévenu : il lui faudra parfois quinze jours, trois semaines avant de ressentir un bénéfice quelconque, et ceux-ci seront d'abord minimes; c'est par l'addition de petits progrès que se manifeste la marche vers la guérison. Et qu'on ne dise pas que la cure hygiéno-diététique seule en fait autant, puisque c'est justement quand elle s'est montrée insuffisante qu'il est indiqué d'essayer la tuberculine.

Les progrès observés chez les malades portent le plus souvent au début sur les symptômes fonctionnels. C'est d'abord une certaine sensation de bien-être : le malade se sent moins faible, moins fatigué, moins sujet à ces hauts et à ces bas qui constituent la moyenne de son existence. Il peut faire plus en se fatiguant moins, se promener davantage, sans présenter les mêmes réactions de température. En même temps celle-ci devient meilleure : les maxima du soir sont moins élevés, elle se resserre et se régularise. La tachycardie baisse elle aussi, parfois même avant la température. Le système digestif est favorablement influencé : l'appétit est meilleur, les digestions moins pénibles. L'action sur le poids est variable : chez beaucoup on observe un engraissement qui peut atteindre 6 et 8 kilog. en l'espace de quelques mois; mais celui-ci manque totalement chez d'autres, qui pourtant eux aussi profitent de la cure tuberculinique.

Les modifications pulmonaires sont plus lentes à venir : il faut parfois plusieurs mois avant qu'on observe une diminution de la toux et surtout des crachats : pourtant peu à peu ceux-ci deviennent plus fluides, moins abondants. La disparition des bacilles peut s'observer, mais n'est pas constante, il s'en faut. Quant aux symptômes d'auscultation, ils sont les plus tenaces; parfois on observe à la suite d'une petite poussée réactionnelle un changement assez brusque. Le plus souvent les progrès sont lents, mais peuvent continuer après cessation du traitement : l'organisme dans ces cas bénéficie des modifications humorales qu'a produites en lui la tuberculin-thérapie.

*
* *

Nous avons tâché, dans ces quelques pages, d'exposer aussi complètement que possible en quoi consiste la cure tuberculinique de la tuberculose pulmonaire, de montrer à qui elle s'applique, comment elle doit être conduite, et ce qu'on peut en attendre. C'est à coup sûr une méthode encore imparfaite ; et tous les efforts des chercheurs doivent tendre à la perfectionner. Mais à condition de savoir l'appliquer et de ne lui demander que ce qu'elle peut donner, elle rendra les plus grands services, et permettra de réussir là où tous les autres moyens ont échoué.

67195. — Imprimerie Lahure, 9, rue de Fleurus, à Paris.

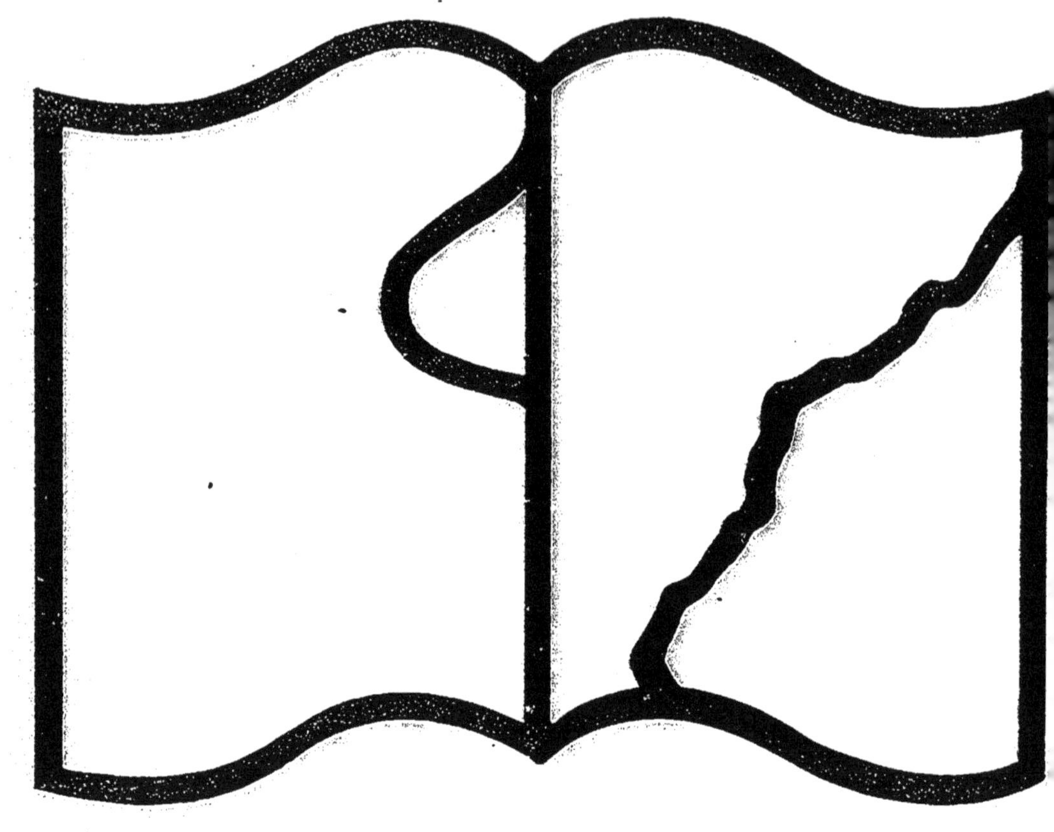

Texte détérioré — reliure défectueuse

NF Z 43-120-11

www.ingramcontent.com/pod-product-compliance
Ingram Content Group UK Ltd.
Pitfield, Milton Keynes, MK11 3LW, UK
UKHW021040200726
13857UKWH00005B/1829